# Comment renforcer votre système immunitaire

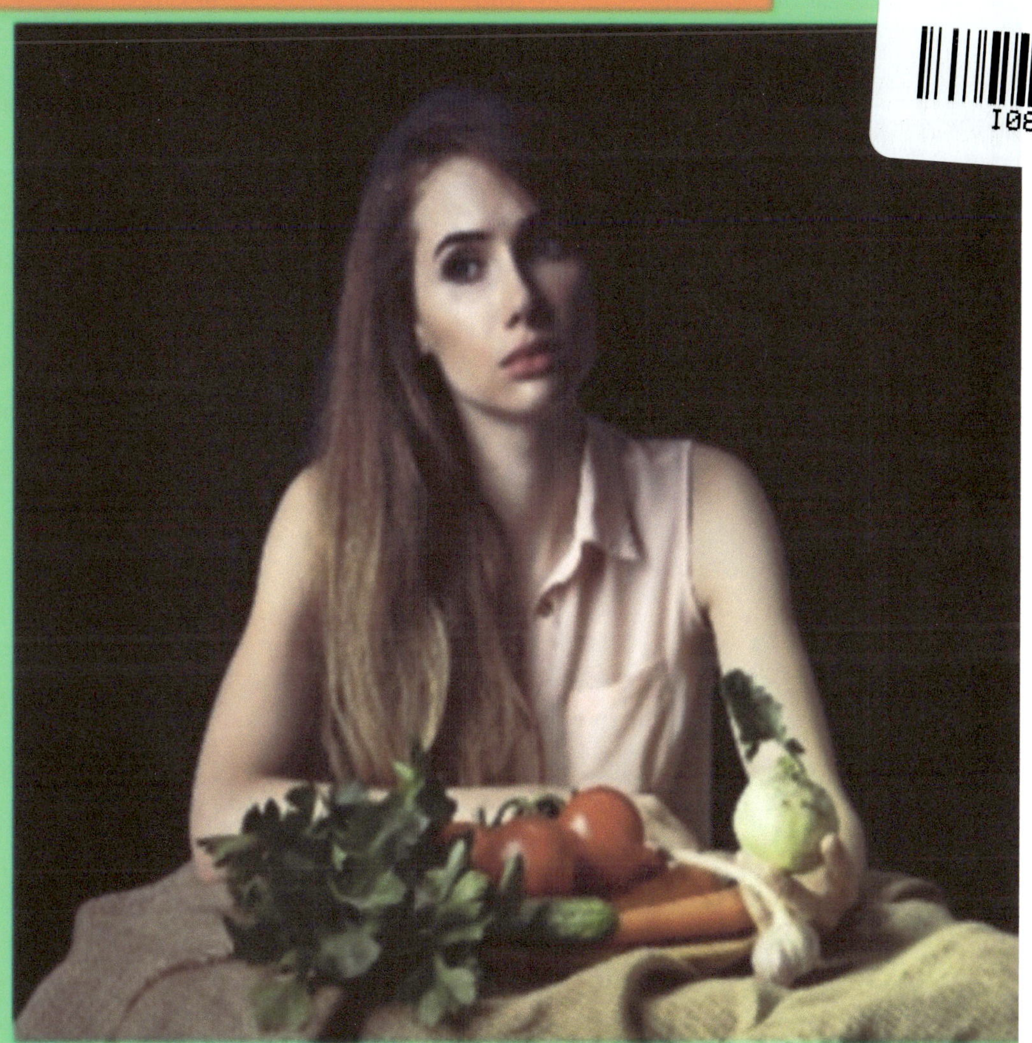

évitez de vous sentir malade cette année en utilisant une stratégie simple qui garantit une meilleure santé

Par : Franki Robert

Vous ne pouvez pas reproduire, stocker dans un système de récupération, ou passer sous quelque forme que ce soit ou par quelque moyen que ce soit, électronique, mécanique, photocopie, enregistrement, numérisation, ou autre, sauf si les articles 107 ou 108 de la Loi sur le droit d'auteur des États-Unis de 1976, sans le précédent l'autorisation écrite de l'éditeur et de l'auteur, tout document de ce guide.

## *Conditions générales*

Les renseignements contenus dans ce guide ne sont qu'à des fins d'information et ne s'appliquent peut-être pas à votre situation. L'auteur, l'éditeur, le distributeur et le fournisseur ne fournissent aucune garantie quant au contenu ou à l'exactitude du contenu inclus. L'information contenue dans les présentes est subjective. Gardez cela à l'esprit lors de l'examen de ce guide.

L'information contenue dans ce guide n'est pas fournie comme avis médical. Vous devriez toujours consulter votre médecin si vous avez un état de santé qui nécessite un traitement. Les auteurs, les éditeurs et les propriétaires de ce guide ne sont pas des médecins, des psychologues ou des psychothérapeutes de quelque nature que ce soit, et ne sont pas qualifiés pour fournir des conseils médicaux, psychologiques ou thérapeutiques. Vous acceptez de tenir toutes les parties associées à la création et à la vente de ce guide sans responsabilité associée à tout préjudice physique, mental, émotionnel, psychologique ou autre résultant de l'utilisation de ce guide ou du site Web.

Ni l'éditeur ni l'auteur ne sont responsables de toute perte de profit ou de tout autre dommage commercial résultant de l'utilisation de ce guide.  Tous les liens sont à des fins d'information seulement. Nous ne garantissons pas pour le contenu, l'exactitude ou tout autre but implicite ou explicite.

# Tableau des contenus

# Introduction



Comme le suggère Benjamin Franklin, bien qu'il soit parfois impossible de contrôler les nombreuses choses qui se produisent, nous avons un certain contrôle sur ce qui se passe à l'intérieur de notre corps. Notre corps est le reflet de notre santé intérieure. Si nous mangeons bien et faisons de l'exercice, notre corps est plus susceptible de bien performer.

Lorsque nous mangeons de la malbouffe et que nous oublions de prendre soin de notre corps, que nous ne nous lavons pas les mains ou que nous nous engageons dans d'autres activités qui favorisent la maladie, souvent nous devenons malades. La plupart des gens abandonnent pendant l'hiver, avec le sentiment qu'il est impossible de rester en bonne santé et de ne pas tomber malade. Ce n'est tout simplement pas vrai.

## Votre corps peut toujours être attaqué... Mais vous pouvez vous battre...

Peu importe la période de l'année, votre corps est toujours susceptible d'être attaqué; il pourrait s'agir du rhume, de la grippe, de l'intoxication alimentaire ou d'un autre virus que vous avez contracté sur le terrain de jeu en regardant l'enfant de quatre ans de votre meilleur ami. La maladie est partout. Cela ne signifie pas que vous êtes impuissant à contrôler la maladie. Il y a beaucoup de mesures que vous pouvez prendre pour renforcer votre système immunitaire chaque année. Quelles sont ces étapes?

On en parlera plus tard. Tout d'abord, vous devez comprendre comment la maladie fonctionne et quand vous êtes le plus susceptible de tomber malade. Une fois que vous comprenez cela tout le reste va tomber en place. Alors, quand êtes-vous le plus sensible à la maladie?

Pendant l'hiver, les gens sont plus susceptibles de devenir symptomatiques en grande partie parce qu'ils sont à l'intérieur. Sans ventilation adéquate, toute personne qui reste à l'intérieur pendant une certaine durée est sujette à attaque. Certaines personnes sont également sédentaires plus en hiver qu'à d'autres moments de l'année où le temps est chaud et accueillant. Si vous trouvez que vous êtes une pomme de terre de divan pendant les mois froids et hivernals, vous êtes probablement plus à risque de maladie. Sauf si vous suivez les bonnes habitudes d'hygiène et aérer votre maison tous les jours.

Même si vous faites cela, il n'y a aucune garantie que vous ne tomberez pas malade. Si cependant, votre corps est en bonne forme, vous pouvez être en mesure de réduire la gravité de votre maladie.

N'importe qui peut tomber malade à tout moment de l'année cependant, même pendant les mois chauds de l'été. Bien que ça sonne effrayant, il y a de bonnes nouvelles. Le système immunitaire de notre corps est toujours prêt à attaquer les envahisseurs étrangers. Sauf si votre système immunitaire est compromis (comme c'est souvent le cas avec les patients qui ont des troubles auto-immuns), les chances ne sont pas élevés, vous devrez lutter contre le virus que vous avez contracté à votre fête de bureau pendant des mois.

La plupart des gens, même ceux qui n'utilisent pas de médicaments, surmonteront le rhume et les virus similaires dans une semaine à dix jours.

Si vous avez une maladie qui compromet votre système immunitaire, vous êtes plus à risque de maladie, mais cela ne signifie pas que vous devez succomber à la maladie. Tu peux toujours te défendre, et tu devrais te défendre. Les méthodes que vous employez pour favoriser une bonne santé cependant, peut être plus stricte que celles offertes dans ce seul guide. Assurez-vous de parler à votre spécialiste des soins de santé si vous souffrez d'une maladie qui rend difficile pour votre système immunitaire de lutter contre le rhume et d'autres envahisseurs étrangers.

Il ya bien sûr beaucoup d'autres organismes en plus des virus qui peuvent attaquer votre corps, y compris les bactéries. Heureusement, les infections bactériennes sont généralement traitables avec des antibiotiques. Alors que les médicaments n'atténuent les symptômes que dans la plupart des attaques virales, les médicaments effacent habituellement les bactéries ou la cause des attaques chez les patients atteints de ces types de troubles.

### Le problème avec les antibiotiques

Les antibiotiques sont parfois considérés comme une « panacée », ce qui signifie que les gens pensent qu'ils sont une forme de médecine capable de tuer toutes les formes de maladie. Ce n'est pas vrai.

Bien qu'il existe de nombreux antibiotiques disponibles pour traiter la maladie, ils sont efficaces pour tuer les maladies résultant de bactéries, et non ceux qui se forment à partir de virus.

Il n'y a pas d'antibiotique qui aide à guérir une infection virale. Si vous prenez un antibiotique lorsque vous avez un rhume viral, vous pouvez construire des anticorps de sorte que lorsque votre corps tombe malade en raison d'une infection bactérienne, l'antibiotique que votre médecin normalement pourrait utiliser peut ne pas fonctionner.

Les bactéries sont des organismes qui se développent, changent et mûrissent. Ils sont particulièrement bons en adaptation. Cela signifie qu'ils peuvent s'adapter à leur environnement, de plus en plus puissant. Lorsque cela se produit de nombreux antibiotiques qui étaient en mesure de guérir une infection ne sont plus en mesure de. Aujourd'hui, il n'y a qu'une poignée d'antibiotiques disponibles pour traiter certaines des maladies les plus dangereuses.

Cela est dû en grande partie à la surutilisation des antibiotiques. Beaucoup de médecins se sentent obligés de les prescrire aux patients qui exigent un antibiotique de se sentir mieux. Le patient ne se rend pas compte parfois de l'antibiotique peut avoir un effet placebo, ce qui signifie qu'ils se sentent mieux, même si il n'y a rien à voir avec l'antibiotique.

Alternativement, la personne peut se sentir mieux parce que le temps qu'ils prennent l'antibiotique, il corps peut déjà être avec succès la lutte contre le virus qui a d'abord envahi le corps.

Les antibiotiques ne sont pas quelque chose à tromper avec. Si vous pouvez trouver une solution appropriée à votre maladie sans les utiliser, puis l'utiliser, avec l'approbation de votre médecin.

Maintenant que vous comprenez combien il est important de prévenir la maladie et de préparer votre corps à combattre la maladie, nous allons voir comment vous allez faire exactement cela.

## *Pouvez-vous renforcer votre système immunitaire?*

Il **est** possible de renforcer votre corps de sorte que vous êtes moins susceptibles de développer un rhume, ou du moins si vous faites votre corps va revenir à la santé plus rapidement que l'ours "moyen". Ce guide est un outil que n'importe qui peut utiliser pour aider à lutter contre le rhume, la grippe, les maladies bactériennes, les maladies nées de nourriture ou d'empoisonnement et plus encore. Veuillez noter avant de continuer, si vous êtes malade, vous devriez toujours vous enregistrer auprès de votre médecin ou d'un autre fournisseur de soins de santé.

Votre médecin ou votre autorité de santé est la personne responsable de votre santé. Nous avons fait de notre mieux pour vous fournir des informations utiles et pertinentes dans ce guide; toutefois, l'auteur et l'éditeur de ce guide ne sont pas des médecins. Souviens-toi de ça. Si vous prenez n'importe quel type de médicament ou que vous êtes traité pour une maladie ou une maladie chronique spécifique, assurez-vous de parler à votre médecin de l'un des conseils fournis avant de commencer à les utiliser.

Je l'ai? Bon. Ce livre est une compilation d'années de recherche sur le corps humain et le lien entre l'esprit, le corps et l'esprit. Non, nous ne parlons pas de religion au cas où vous vous poseriez la question. Ce que nous voulons dire est simple: en identifiant les causes de la maladie plutôt que de simplement traiter les symptômes, vous renforcez votre esprit, vous le corps physique et votre esprit, autrement connu sous le nom de votre intestin ou votre subconscient.

Tous les systèmes du corps humain fonctionnent en harmonie les uns avec les autres, généralement pour vous aider à vous protéger contre la maladie. Bien que nous ne pouvons pas infuser des huiles d'aromathérapie ou de vitamine C dans les filtres à air à votre travail, nous pouvons vous fournir quelques informations solides sur les outils que les gens ont utilisés avec succès pour renforcer leur système immunitaire. Gardez à l'esprit que chaque personne est unique, donc ce qui fonctionne pour une personne peut ne pas fonctionner aussi bien pour une autre personne. Vous devez savoir quelles méthodes ou outils fonctionnent le mieux pour vous et votre corps.

## Demandez toujours conseil à un médecin avant d'essayer de traiter ou de guérir une maladie...

N'oubliez pas que votre médecin est la seule personne qui est la plus qualifiée pour diagnostiquer une maladie. Votre médecin peut vous dire s'il soupçonne une infection virale ou bactérienne.

Il est maintenant temps d'examiner les différents outils à votre disposition; ce sont des outils que n'importe qui peut utiliser pour aider à renforcer leur système immunitaire. Les outils et les pratiques de ce guide ne sont pas une garantie. Ils peuvent ne pas travailler pour tout le monde. Mais, la plupart des gens trouvent que ces outils et techniques sont bénéfiques et utiles pour prévenir la maladie ou raccourcir la durée d'une maladie qui existe déjà (comme le rhume, qui n'est vraiment pas si commun).

Etes-vous prêt à prendre un pic?

Avant de commencer à aller prendre un surligneur. Vous pouvez trouver des parties de ce livre plus utile pour vous que d'autres, alors assurez-vous de faire un point pour les mettre en évidence. Vous pouvez à tout le moins créer votre propre "à faire" ou "vérifier" liste si vous lisez sur les stratégies de renforcement immunitaire que vous pensez vous aidera pendant que vous essayez de vaincre votre maladie.

# Chapitre 1 - Comprendre notre système immunitaire

Avant d'apprendre comment vous pouvez défendre votre système immunitaire contre les envahisseurs étrangers, vous devez d'abord comprendre comment votre système immunitaire fonctionne. Lorsque vous faites cela, vous pouvez utiliser plusieurs outils, y compris la visualisation et les techniques de méditation pour améliorer la santé de votre corps et la capacité de lutter contre la maladie, peu importe son origine.

Notre système immunitaire est au cœur de nos moyens de subsistance. Lorsque nous nous occupons d'eux correctement, ils font exactement ce que nous voulons. Même si nous tombons malades, lorsque nous sommes en bonne santé la plupart du temps, notre corps répond beaucoup plus difficile en luttant contre les maladies et les agents bactériens. Puisque la plupart des gens n'ont probablement pas pris un cours de biologie ou d'anatomie pendant un certain temps, nous allons nous arrêter un instant pour savoir comment le système immunitaire fonctionne.

C'est vraiment assez facile, plus facile que la plupart des gens pensent.

## *Votre machine de combat immunitaire bio-alimentée interne*

Si nous presurions parfaitement soin de notre corps, nous nous rendrions vite compte que notre corps est des machines de combat immunitaire bio-alimentées, plus fortes que n'importe quel antioxydant ou antibiotique là-bas. Nous sommes faits pour recueillir instinctivement de la nourriture, prendre soin de nos proches et de la progéniture, et combattre ou lutter contre les envahisseurs, qu'ils soient visibles ou invisibles à l'œil humain.

**Nos corps ont été construits pour combattre l'infection et la maladie.**

Comment notre corps fait-il cela? C'est facile.

Nous allons découvrir comment votre corps fonctionne pour trouver n'importe quel type d'agent bactérien ou viral qui peut entrer.

Les agents bactériens et viraux peuvent entrer dans le corps de nombreuses façons différentes. Ne pensez pas que vous êtes en sécurité juste parce que vous vous lavez les mains quelques fois par jour.

Regardez l'exemple suivant qui illustre en quelques étapes simples ce qui se passe lorsque la maladie pénètre dans votre corps.

1) Des bactéries ou des organismes viraux pénètrent dans votre corps par le toucher, les éternuements, le contact physique ou par d'autres mécanismes. Gardez à l'esprit que si quelqu'un tousse, son flegme peut se propager à 500 pieds, ce qui signifie que quelle que soit la maladie qu'il a, douchera les gens autour d'eux à moins qu'ils ne couvrent leur bouche. C'est pourquoi il est si important de fermer la bouche et de vous couvrir la bouche si vous devez tousser ou éternuer.

2) Le système immunitaire de votre corps reçoit un signal de votre cerveau qui crie "Il est temps de faire des globules blancs!" Les globules blancs sont les types de cellules de votre corps qui réagissent à l'infection. Leur travail est d'aider à créer des cellules qui luttent contre les maladies, qu'elles soient virales ou bactériennes.

3) Votre corps commence également à produire des anticorps, qui sont des types spécifiques de globules blancs qui combattent l'infection. Les anticorps, y compris l'IgE, aident à combattre les allergies et d'autres troubles. L'IgA est un type d'anticorps qui aide généralement à lutter contre l'infection.

4) Si votre système immunitaire est aussi fort qu'il peut l'être, votre corps enverra suffisamment d'anticorps et de globules blancs pour combattre toute attaque, aussi grave soit-elle. Cela ne signifie pas que vous ne tomberez pas malade, cela signifie que votre corps fera tout ce qu'il peut pour vous garder en bonne santé. Si

vous tombez malade, les chances sont élevées, vous récupérerez beaucoup plus rapidement si votre système immunitaire fait des merveilles.

5) Il peut vous prendre quelques jours pour récupérer, mais la plupart des gens se remettent d'infections mineures ou de virus relativement facilement. Il peut prendre de 10 jours pour l'infection moyenne froide ou bactérienne. Les patients immuno-compromis peuvent trouver qu'il faut beaucoup plus de temps à leur corps pour surmonter quelque chose d'aussi simple que le rhume.7

Maintenant, la plupart des gens n'ont pas un système immunitaire affiné. Si vous en aviez un, vous n'auriez probablement pas besoin de lire ce guide, maintenant le feriez-vous? Ce guide vous aidera à « affiner » votre système immunitaire afin d'avoir les meilleures chances de réduire la durée d'une maladie ou de prévenir une maladie en même temps. Maintenant que vous comprenez comment le système immunitaire fonctionne, vous devriez en apprendre davantage sur les nombreux facteurs qui influencent votre système immunitaire. Ce sont des éléments qui peuvent rendre votre système immunitaire fonctionner de façon moins optimale que vous le souhaitez.

## *Facteurs qui influencent votre système immunitaire*

Votre système immunitaire peut être compromis à bien des égards. Voici quelques raisons pour lesquelles votre corps ne peut pas sauter pour attaquer une infection ou une maladie qu'ils pensent qu'il devrait.

Rappelez-vous, vous pouvez vous engager dans seulement une ou deux de ces habitudes, mais ils auront toujours un impact négatif sur votre système immunitaire. Certaines personnes tomberont malades même si leur système immunitaire est attaqué au minimum, en raison d'une ou deux mauvaises habitudes. Voici quelques exemples.

> **Vous mangez trop de restauration rapide ou d'incorporer trop de gras saturés dans votre alimentation**. Les graisses peuvent obstruer vos artères,

contribuer au diabète de type II et augmenter la graisse corporelle totale que vous transportez avec vous.

> **Vous faites rarement de l'exercice, et quand vous faites vous le faites à demi-cœur, ou vous plus le faire, ce qui peut vous faire tomber malade plutôt que de prévenir la maladie.** Parfois, plus c'est mieux; cependant, plus n'est pas mieux si vous faites de l'exercice au point où vous sur le train de vos muscles et le corps. Vous devez donner à votre corps une pause, en particulier entre les séances d'entraînement de force, de sorte que vous êtes en mesure de lutter contre la maladie.

> **Vous prospèrez sur le stress, qui envoie des niveaux de cortisol (une hormone de stress) à travers le toit, ce qui peut entraîner un malaise général ou une maladie.** Le stress est un tueur. En fait, le stress peut conduire à des crises cardiaques, l'hypertension artérielle, la colère et l'agression, la dépression et de nombreux autres troubles. Moins vous êtes stressé, mieux votre corps sera à la lutte contre la maladie.

> **Vous ne dormez pas assez, ce qui change également les niveaux d'hormones dans votre corps.** Cela vous inspire à manger plus et augmente votre sensibilité aux rhumes ou infections courantes. Vous pouvez prendre du poids, ce qui vous met également à risque pour des maladies comme le diabète de type II.

> **Vous dormez trop, ce qui ne permet pas à votre corps l'activité physique dont il a besoin pour aller et effectuer à son meilleur.** Il est important de dormir. Cependant, si vous trouvez que vous dormez plus de 10 heures chaque jour, vous pouvez avoir un problème de santé. Vous devriez consulter votre médecin. La plupart des gens font bien quand ils dorment 6-8 heures chaque jour, de préférence plus près de la plage. 7 to 8

> **Vous ne mangez pas assez ou vous mangez trop, de sorte que votre corps ne reçoit pas le carburant dont il a besoin pour lutter contre la maladie**. La bonne nouvelle, c'est que vous n'avez pas à vous priver de tous les aliments luxuriants de la vie pour être en bonne santé; il suffit d'utiliser une approche pratique, qui encourage la modération en toutes choses. Lorsque vous vous privez de nourriture trop longtemps, votre corps passe en mode famine. Cela ralentit en fait DOWN votre métabolisme, ce qui signifie que vous prendrez du poids, même si vous mangez moins de portions que vous avez dans le passé.

Cela semble un peu technique, mais quand vous regardez votre système immunitaire comme une machine complexe, ce qui est, vous êtes plus susceptibles de prendre soin et de l'accorder finement. Vous metriez de l'huile dans votre voiture si elle en avait besoin, n'est-ce pas ? La même prémisse s'applique ici. Vous devez prendre soin de votre corps tout comme vous le feriez tout autre appareil ou tout autre objet qui vous appartient (que vous vous souciez).

Si vous ne vous souciez pas de votre corps et effectuez des contrôles d'entretien (physiques annuels), vous êtes plus susceptibles de développer des maladies que vous pourriez avoir été en mesure de prévenir. Votre médecin peut trouver quelque chose vient dans vos analyses de sang que vous n'avez peut-être pas connu si vous n'aviez pas visité le médecin pour commencer. Vous pouvez lésiner sur beaucoup de choses dans la vie. Vous pouvez lésiner sur le fromage supplémentaire; vous pouvez essayer de dépenser un peu moins d'argent. Une chose que vous devez investir dans cependant, est votre santé. Lorsque votre santé est bonne, vous vous sentez bien. Quand vous vous sentez bien, vous pouvez faire presque tout ce que votre cœur désire.

Il est maintenant temps d'apprendre les mesures que vous devez prendre pour assurer votre bien-être. Si vous suivez les étapes fournies dans le prochain chapitre, vous serez bien sur votre chemin vers un avenir heureux, sain et généreux. Etes-vous prêt à relever le défi? Ensuite, continuez à lire (j'espère que vous avez dit oui) pour savoir ce que vous devez faire pour prendre sur le monde avec santé et avec vigueur.

# Chapitre 3 - Régime de santé étape par étape

Votre système immunitaire est votre meilleur ami lorsque vous voulez aider à protéger votre corps contre le rhume, la grippe et d'autres maladies courantes qui frappent souvent les jeunes enfants, les personnes âgées et les personnes dont le système immunitaire est affaibli. Gardez à l'esprit, si vous ne mangez pas bien et l'exercice, vous pourriez aussi bien vous considérer compromis.

Ne vous inquiétez pas de vous étiqueter; ce n'est pas important. Il est plus important que vous compreniez les mesures que vous devez prendre pour mener une vie plus saine et plus propre. Voici comment vous faites cela.

## *Étape 1 : Lavez-vous les mains*

Ce n'est pas une blague. La première étape est l'étape la plus facile à suivre, et vous pouvez avoir envie de rouler les yeux.

Cependant, la #1 façon dont les gens tombent malades est par contact au corps à corps. Vous pouvez serrer la main de quelqu'un qui est malade et oublier de vous laver les mains avant de manger votre collation.midday

Vous pouvez tenir la main de votre enfant en allant au parc, jouer sur l'équipement (qui peut contenir plusieurs centaines de différents types de virus ou de bactéries) et ensuite s'asseoir pour un pique-nique sans se laver les mains.

Ce sont de mauvaises habitudes, de très mauvaises habitudes. Ce sont le genre d'habitudes qui vous feront tomber malade. Vous et tous les membres de votre famille devriez toujours vous laver les mains, surtout si quelqu'un dans la maison est malade. Voici quelques moments où il est essentiel pour vous de vous laver les mains.

- **Chaque fois que vous sortez des portes et rentrer à la maison**. C'est particulièrement vrai si vous allez dans des endroits bondés.

- **Chaque fois que vous et/ou vos enfants allez au parc**. Si vous voulez avoir un pique-nique et il n'y a nulle part à portée de main pour se laver les mains, puis passer autour de quelques towlettes humides. Vous pouvez les trouver presque n'importe où. Ceux-ci sont parfaits pour une utilisation lorsque vous êtes en déplacement. Une autre nouvelle invention est des bouteilles miniatures de désinfectant. Vous pouvez acheter un désinfectant de poche et en donner un à chaque membre de la famille. Vous gicler juste un tout petit peu dans vos paumes et les frotter propre, pas d'eau ou de rinçage nécessaire. Certains viennent même avec construit en lotion ou en aloès pour promouvoir la douceur pour vos mains pendant les mois froids d'hiver.

- **Lorsque vous sortez pour manger**. Chaque fois que vous décidez de sortir manger, vous devriez vous laver les mains avant de manger votre nourriture. Encore une fois, c'est un environnement où vous pouvez facilement utiliser une serviette humide ou faire un voyage aux toilettes pour nettoyer avant de manger.

- **Lorsque vous prenez soin d'un être cher qui est malade**. Parfois, tout en prenant soin des gens que nous aimons le plus, nous oublions combien il est important de prendre soin de nous-mêmes. Cependant, vous pouvez propager la maladie en prenant soin de quelqu'un, puis en touchant une autre personne si vous ne vous lavez pas les mains.

- **Lors de la manipulation des animaux de compagnie ou du matériel pour animaux de compagnie**. Les animaux de compagnie sont très agréables à avoir, mais ils abritent souvent de nombreuses maladies. Assurez-vous de vous laver les mains après avoir touché le chien de la famille.

- **Avant de planifier et de préparer les repas**. Vous devriez toujours vous laver les mains avant et après avoir manipulé des produits alimentaires que vous prévoyez manger ou servir les autres. Si vous êtes malade, vous pouvez contaminer tout le monde dans le ménage. Soyez particulièrement prudent lors de la préparation des aliments qui ont une viande et une partie de légumes. La viande crue peut abriter de nombreuses maladies, y compris la salmonelle ou E. coli pour n'en nommer que quelques-unes. Assurez-vous de ne pas utiliser la même planche à découper lors de la préparation des légumes par rapport aux viandes. Chacun doit avoir sa propre planche à découper spéciale.

## *Étape 2 - Mangez des aliments stimulants immunitaires*

Il existe de nombreux aliments stimulants immunitaires que n'importe qui peut manger. Ces aliments ne guériront pas un rhume immédiatement, mais ils peuvent préparer votre corps à lutter plus fort contre les maladies.

La plupart des gens savent que les fruits, les grains entiers et les légumes en tête de liste des aliments à ne pas manger. Certaines personnes croient que la soupe de poulet vous rend bien quand vous êtes malade.

D'autres personnes vivent encore par le vieil adage "affamer un rhume et nourrir une fièvre." Alors, que devriez-vous manger? Voici une liste des aliments qui sont les plus susceptibles d'entraîner une meilleure santé. Ces aliments se sont avérés bénéfiques pour renforcer son bien-être global, ce qui à son tour peut aider à augmenter les chances que vous serez en mesure de lutter contre l'infection ou les virus s'ils attaquent.

- **Poissons ou lin** - ces aliments fournissent des acides gras essentiels, qui sont de minuscules substances qui sont merveilleux pour réduire l'inflammation dans le corps, une cause fréquente de maladie. Alors que vous pouvez prendre un supplément contenant des acides gras oméga-3 (un acide gras essentiel clé), vous pouvez également obtenir des acides gras essentiels de votre alimentation. Parmi les bonnes sources d'acides gras dans les aliments, mentionnons les poissons gras comme le thon, le saumon et le maquereau.

- **Yogourt -** yogourt contient des ingrédients appelés probiotiques qui aident à équilibrer la flore dans le tube digestif. Lorsque la flore dans le corps devient incontrôlée, des maladies comme les infections à levures ou l'infection urinaire deviennent fréquentes.

- **Champignons -** Les médecins de l'Est utilisent souvent des champignons Shitake pour renforcer le système immunitaire. La plupart des champignons contiennent de la vitamine B et de nombreux autres nutriments essentiels. Vous bénéficierez si vous mangez la variété Shitake ou toute autre variété, tant que vous les incorporer dans une alimentation saine globale.

- **Fruits frais -** en particulier les bleuets, les fraises et les bananes, qui contiennent tous des ingrédients puissants pour renforcer le système immunitaire et aider le corps à lutter contre la maladie. Les bleuets, les framboises et les fraises contiennent de nombreux antioxydants; ce sont des substances qui réduisent les dommages causés par les radicaux libres. Les dommages causés par les radicaux libres sont des dommages qui se produisent à la surface d'un objet. Les dommages causés par les radicaux libres peuvent se produire à cause d'une exposition trop non protégée au soleil ou à d'autres polluants environnementaux. Les bananes contiennent beaucoup de potassium, ce qui aide à équilibrer les électrolytes dans votre corps.

- **Les algues -** certains croient que les algues (souvent utilisées dans les plats orientaux comme les sushis) contient des ingrédients qui renforcent l'action des lymphocytes T dans le corps; ce sont des cellules de lutte contre la maladie. Les algues peuvent également causer le corps à produire plus d'anticorps, qui sont un type de globules blancs qui aide à lutter contre la maladie et l'infection.

- **Herbes** - herbes sont des substances puissantes n'importe qui peut utiliser pour aromatiser les plats et lutter contre les maladies. Il ya certaines herbes comme le cumin, le poivre de Cayenne et la coriandre qui peuvent aider à renforcer la circulation et d'améliorer son immunité. C'est particulièrement vrai pour le poivre de Cayenne, qui chauffe le corps. Certains croient que le poivre de Cayenne peut aider à augmenter le métabolisme aussi, c'est pourquoi il est un ingrédient dans de nombreux suppléments naturels de santé favorisant les avantages de perte de poids.

- **Thé vert** - ce thé, comme beaucoup d'autres thés, est une centrale d'antioxydants. Le thé noir contient également de nombreux antioxydants bénéfiques, mais les études suggèrent que le thé vert est le meilleur. Vous pouvez l'acheter décaféiné ou caféiné. Le thé vert est souvent utilisé dans les produits de perte de poids parce que beaucoup croient qu'il stimule le système métabolique. Les antioxydants dans le thé peuvent aider à conjurer l'infection ou la maladie. Siroter du thé avec un peu de miel et de citron pendant que les malades peuvent apaiser un démange, rouge ou mal de gorge.

- **L'eau -** il peut sembler fou, mais beaucoup de gens confondent soif de faim et de trop manger. L'eau, l'eau pure, filtrée et propre est l'une des meilleures substances que vous pouvez boire si vous voulez rester bien ou aller mieux plus vite. L'eau hydrate le corps. La plupart des gens, en particulier ceux qui vivent dans des climats secs, ne boivent pas assez d'eau. L'eau est essentielle pour chaque processus biologique qui se produit dans le corps. L'eau aide le système digestif à fonctionner correctement.

Il aide votre peau à se sentir en bonne santé et il aide votre corps à se remettre de la maladie. Si vous n'aimez pas le goût de l'eau il ya beaucoup de produits maintenant la promotion de l'eau avec des saveurs ajoutées, vous pouvez essayer. Assurez-vous juste que vous ne vous livrez pas à celui qui a beaucoup de calories, ou vous emballerez sur les livres. Si vous êtes déshydraté cependant, certaines personnes trouvent une boisson améliorée électrolyte comme Gatorade ou des produits similaires aident à reconstituer le système. Vous pouvez même boire de l'eau avec une pincée de sel de mer et de citron pour aider à équilibrer les électrolytes dans votre corps.

- **L'ail et l'oignon** - l'ail frais a de nombreuses propriétés de stimulation immunitaire, si vous le prenez comme un supplément ou comme un aliment entier. Si vous obtenez de l'ail frais et le faire frire ou l'ajouter aux aliments préférés, y compris les sauces, vous donnerez à votre système immunitaire un coup de pouce de puissance. L'ail a des qualités antifongiques, antibactériennes et stimulant l'énergie. Lorsqu'il est combiné avec l'oignon dans le bouillon léger, beaucoup de gens trouvent qu'il aide à soulager la congestion des sinus ou diminue la quantité de temps qu'ils souffrent d'un rhume. En cas de doute, toujours aller pour l'ail, et prendre un assainisseur à couper le souffle avec vous tout en dehors et environ.

- **Avoine et orge** - Ce sont des grains entiers contenant des charges d'une fibre saine qui contient des antioxydants et des ingrédients antimicrobiens. Beaucoup estiment que l'avoine et l'orge sont plus bénéfiques que l'échinacée. Certaines études suggèrent que l'avoine et l'orge peuvent être utiles avec les personnes dont le système immunitaire est affaibli, ou ceux qui sont sensibles à la grippe et à des maladies similaires.

Cette liste est loin d'être complète, mais elle vous donne une idée des types d'aliments que vous pouvez manger qui sont les plus susceptibles d'entraîner une meilleure santé. Vous devriez penser à manger des aliments entiers plutôt que des aliments transformés ou emballés, car de nombreux aliments transformés (même s'ils sont enrichis de vitamines) contiennent trop de gras et trop d'agents de conservation.

Les aliments entiers comprennent les aliments qui sont dans leur état entier; ils sont naturels, peu traités et bons pour vous. Vous pouvez trouver des céréales, des légumes et des protéines maigres qui sont des aliments entiers. Recherchez de la viande qui ne contient pas beaucoup d'antibiotiques. De nombreuses viandes transformées par les magasins traditionnels sont chargées d'hormones pour aider les vaches à fournir la viande et le lait à cultiver.

Ces hormones ne disparaissent pas; Donc, si vous nourrissez votre enfant du lait entier qui a été pasteurisé et provient d'une vache qui se nourrit d'antibiotiques ou d'hormones de croissance, votre enfant peut ingérer les mêmes hormones. Certains chercheurs croient que c'est l'une des raisons pour lesquelles tant de jeunes adolescents frappent la puberté beaucoup plus tôt dans la vie.

### Biologique vs non-organique

Si vous avez été à un épicier au cours de la dernière année ou plus, vous avez probablement remarqué quelques changements. Un changement qui est bien accueilli par beaucoup est l'introduction d'aliments biologiques comme une alternative aux aliments traditionnels.

Vous pouvez maintenant acheter des fruits, des légumes, des produits laitiers et des protéines ou des viandes cultivées biologiquement. Quelle est la différence?

La plupart des aliments biologiques sont cultivés dans des fermes biologiques. Ces fermes n'utilisent pas de produits chimiques lourds ou de pesticides pour empêcher les insectes d'affecter la plante. Ils sont cultivés sans l'ajout d'hormones pour améliorer la taille ou la forme du produit.

Cela signifie que votre concombre peut être un peu plus petit que la normale et votre tomate peut sembler un peu inégale ou asymétrique; cependant, les aliments biologiques sont autorisés à atteindre leur plein potentiel avant d'être offerts au public. Vous n'avez pas à vous soucier d'ingérer ou de nourrir les aliments familiaux contaminés par des polluants indésirables.

Les gens sont de plus en plus conscients des aliments biologiques. Beaucoup estiment qu'ils ont tout simplement meilleur goût que les aliments conventionnels, et ils le font. Ils sont cependant, un peu plus cher que les alternatives non biologiques. Si vous trouvez que vous avez un budget limité, vous pouvez déguster des aliments biologiques en essayant d'abord des viandes biologiques et/ou des produits laitiers. Ce sont les aliments les plus susceptibles de contenir des hormones que vous préférez probablement que vous et votre enfant ne mangez pas.

Si vous achetez dans le cadre d'une coopérative, où plusieurs personnes paient une plus petite somme d'argent pour recevoir une boîte de divers légumes et fruits, vous pouvez économiser de l'argent en achetant ces articles. Demandez autour de votre quartier ou visitez un marché fermier local pour savoir si une organisation comme celle-ci existe dans votre ville natale.

Vous pouvez également en apprendre davantage sur les coopératives en ligne. Voici quelques sites à visiter et en savoir plus sur ce processus. Tous les sites ci-dessous fournissent des outils que vous pouvez utiliser pour localiser les agriculteurs biologiques ou les pépinières coopératives dans votre région si vous vivez dans le . Certains offrent même des informations sur la production et la distribution biologiques à l'étranger.United States

Vous pouvez même préparer et livrer des aliments biologiques jusqu'à votre porte. De nombreuses organisations livrent des produits en boîte contenant une grande variété de produits biologiques.

Vous pouvez également commander des repas précuites en ligne. Voici un exemple d'un site qui fait exactement cela :

[www.theorganicdish.com](http://www.theorganicdish.com)

C'est presque comme n'importe quel autre service alimentaire préparé, comme les observateurs de poids, mais avec ce programme, vous obtenez des ingrédients biologiques et des repas livrés directement à votre porte. Vous pouvez également regarder dans votre annuaire téléphonique local, comme de nombreuses organisations comme celle-ci germent dans les petites et grandes villes qui ont une inclination vers les aliments naturels et biologiques et les modes de vie.

### *Étape 3 - Prenez vos vitamines et suppléments*

Bien manger est essentiel à votre santé; il en va de même pour prendre les bonnes vitamines et suppléments. À différentes étapes de notre vie, nous avons tous besoin d'un peu de pizzazz supplémentaire. Vous devriez toujours parler avec votre fournisseur de soins de santé avant d'utiliser un supplément en vente libre.

Cela est particulièrement vrai si vous prenez des médicaments d'ordonnance régulièrement, parce que certains suppléments ou vitamines peuvent interagir négativement les uns avec les autres. Certains suppléments peuvent réduire ou augmenter les effets secondaires des médicaments d'ordonnance, tout comme certains aliments. Assurez-vous donc de parler à votre médecin avant d'essayer l'un de ces.

Un fournisseur de soins de santé qualifié peut également vous guider en vous disant combien d'une vitamine ou un supplément que vous devez prendre pour réaliser une meilleure aide ou pour renforcer votre système immunitaire.

Voici une liste de certains des suppléments les plus courants recommandés aux personnes pour stimuler le système immunitaire.

- **Probiotiques -** Sometimes appelés "acidophilus" ou d'autres substances connexes, les probiotiques aident à équilibrer la flore naturelle ou de bonnes bactéries qui réside dans le corps. Souvent, quand quelqu'un prend des antibiotiques, l'antibiotique tue toutes les bactéries dans le corps, à la fois bon et mauvais. Malheureusement, de bonnes bactéries sont nécessaires pour une bonne digestion et élimination. Certaines études suggèrent que l'utilisation de probiotiques chez les enfants et chez les adultes peut réduire le risque de maladies digestives, améliorer l'immunité aux maladies courantes et peut même réduire le nombre de maladies infectieuses qui causent de la fièvre chez les personnes qui les prennent régulièrement. [i]

- **Acide gras oméga-3 -** un supplément contenant des oméga-3 comme l'huile de poisson ou l'huile de graines de lin peut améliorer votre santé globale et votre bien-être. Les acides gras essentiels comme celui-ci aident également à réduire l'inflammation dans le corps. Souvent, les médecins recommandent aux patients atteints d'arthrite ou de maladies connexes de prendre un agent anti-inflammatoire comme les acides gras essentiels.

- **Vitamine C -** vitamine C est l'un des moyens les moins chers et les plus faciles pour obtenir votre portion quotidienne d'ingrédients de stimulation immunitaire. Il ya beaucoup de controverse dans la communauté de la santé sur la quantité de vitamine C est assez de vitamine C pour protéger le corps. Une façon d'évaluer cela est de prendre un comprimé par jour, et d'augmenter votre dose jusqu'à ce que vous ressentez un inconfort abdominal. Cependant, cela peut ne pas fonctionner pour toutes les personnes. Il est préférable que vous parliez avec votre professionnel de la santé de la bonne dose de vitamine C pour vous en fonction de votre santé et le poids corporel.

- **Échinacée** - cette herbe a été promue comme une panacée virtuelle pour tous les maux. Si elle est prise régulièrement pendant un rhume, elle peut aider à réduire la longueur ou la gravité d'un rhume. Vous pouvez l'acheter comme une herbe ou dans des capsules et des formulations de teinture. La plupart des fournisseurs de soins de santé vous recommandent de ne pas prendre cette année »rond, car il peut perdre sa capacité à lutter contre la maladie si elle est prise quotidiennement. Si vous êtes malade, vous pourriez envisager de le prendre pendant une semaine, puis de prendre une semaine de congé pour voir comment vous faites. Les études sur l'échinacée sont controversées; certaines personnes ne jurent que par son efficacité et d'autres doutent qu'il aide à tous. Gardez à l'esprit que tous les corps sont différents. Si vous le prenez et il semble aider, puis l'utiliser. Si vous trouvez qu'il n'est pas alors essayez autre chose.

- **Goldenseal** - c'est une herbe puissante que vous devriez utiliser avec prudence. Les fabricants notent qu'il a des propriétés antibactériennes et antiseptiques. Il peut causer des troubles digestifs, et ne doit pas être pris pendant la grossesse car il peut favoriser des contractions ou le travail précoce. Goldenseal est une espèce qui est en train de s'éteindre, il est donc important de le prendre en cas de besoin, et de ne prendre que ce dont vous avez besoin pour vous sentir bien. Un herboriste formé peut travailler avec vous pour savoir quelle est la meilleure dose pour votre type de corps.

- **Zinc** - beaucoup de gens ont des carences en zinc qui peuvent causer de la fatigue et de la léthargie. De nombreuses formules froides dans les magasins offrent maintenant le zinc comme ingrédient principal. Cela est vrai de nombreux comprimés utilisés pour apaiser un mal de gorge. Il est parfois difficile d'obtenir assez de zinc de la nourriture que vous mangez, donc si vous êtes malade, vous pouvez trouver qu'il aide à prendre un peu de zinc supplémentaire. Souvent, vous pouvez trouver une pastille de zinc.

Si vous voulez en savoir plus sur les suppléments et les herbes qui peuvent aider à renforcer votre système immunitaire, vous devriez envisager de trouver un fournisseur de soins de santé naturel qualifié ou consulter un herboriste avant d'acheter quoi que ce soit.

Vous trouverez qu'il ya beaucoup d'autres suppléments sur le marché qui prétendent qu'ils stimulent la santé et le bien-être. Certains d'entre eux contiennent un mélange d'ingrédients ou d'herbes et de vitamines et de minéraux naturels. Avant d'acheter un supplément après des heures de recherche sur les étagères d'un magasin d'aliments naturels, parlez à un herboriste qualifié ou à un autre praticien de la santé. Il ou elle peut vous aider à décider ce supplément, le cas échéant, vous aidera le mieux que vous essayez de surmonter votre maladie. Seule une personne qui est qualifiée et comprend l'anatomie de base et la physiologie, et les interactions médicamenteuses susceptibles de se produire quand quelqu'un prend une herbe avec un médicament, peut vraiment vous aider que vous essayez de trouver la meilleure formule d'immunité pour répondre à vos besoins.

Vous pouvez également demander quelles herbes vous pouvez utiliser ou les aliments que vous pouvez utiliser pour aider à prévenir les maladies (comme les champignons shitake et les algues). Certains aliments et suppléments (y compris l'ail) sont parfois mieux pris comme un médicament préventif que comme un remède pour toute maladie.

En parlant d'ail, vous pouvez également envisager d'ajouter plus d'ail à votre alimentation, que ce soit sous la forme d'une capsule ou d'ail cru. L'ail agit à peu près de la même manière que le goldenseal fait; beaucoup considèrent qu'il natures antibiotique naturel. Il suffit de faire attention à ne pas manger trop à la fois parce qu'il peut vous bouleverser l'estomac.

Beaucoup de nouveaux suppléments contenant de l'ail sont maintenant inodores et insipide, de sorte que vous n'avez pas à vous soucier d'effrayer les vampires avec votre parfum à l'ail, si vous voulez.

Maintenant que vous avez une idée de quels types de suppléments que vous pouvez prendre pour améliorer votre immunité, regardons les deux prochaines étapes que vous pouvez prendre pour aider votre système immunitaire à perforer la maladie. Tu es prêt?

## *Étape 4 - Exercice*

Vous saviez que cela arriverait à un moment ou à un autre, la grande conférence sur l'exercice. Tout d'abord, ne pensez pas que c'est une conférence. Ce livre est un outil que vous pouvez utiliser pour améliorer votre santé et votre bien-être. Ce n'est pas quelque chose que vous devriez redouter. Tout le monde a besoin de faire de l'exercice.

Nous ne vous dirons pas à quel point vous faites de l'exercice ou quel type d'exercice est le mieux pour vous. Vous feriez mieux de poser cette question à votre médecin. Nous pouvons cependant, vous laisser entrer sur un petit secret - un peu d'exercice va stimuler votre système immunitaire. C'est vrai que vous faites de l'exercice une heure par jour ou 10 minutes 7 jours par semaine.

Même si vous êtes maigre, vous devrez peut-être faire plus d'exercice. Beaucoup de gens supposent que parce qu'ils sont maigres, ils ne devraient pas avoir à exercer beaucoup pour rester en forme. Bien au contraire est vrai cependant. Il ya beaucoup de "skinny" personnes se promener qui sont "gras" à l'intérieur, et l'intérieur est ce qui compte. Vous pouvez avoir un pourcentage élevé de graisse corporelle et encore "regarder" maigre. Pourquoi c'est ça ? Le muscle pèse plus que la graisse.

Quelqu'un qui est de 120 livres et 14% maigre semble très différent de quelqu'un qui est de 120 livres et a 30% de graisse corporelle. La personne avec 30 pour cent de graisse corporelle peut être un peu moins de cinq pieds de haut, mais basé sur le calcul de graisse corporelle, ils sont obèses.

Si vous voulez une véritable mesure de la façon dont vous êtes en bonne santé (qui prédit vos chances de rester en grande forme et la lutte contre la maladie), vous devriez demander à votre médecin de vous offrir une mesure de graisse corporelle et un calcul de l'IMC.

Une fois que vous découvrez quels sont ces chiffres, vous pouvez commencer un programme d'exercice raisonnable; dire 20 minutes d'exercice 3 jours par semaine. Finalement, vous trouverez l'exercice agréable et peut travailler votre chemin jusqu'à l'échelle, en travaillant 30 minutes au lieu de 20 minutes. Le cycle se poursuit.

L'IMC signifie indice de masse corporelle. Il s'agit d'un outil que de nombreux médecins et thérapeutes utilisent pour évaluer l'aptitude ou l'inaptitude du corps d'une personne. Il existe de nombreuses calculatrices gratuites que vous pouvez utiliser sur le Web pour calculer votre indice de masse corporelle, y compris ceux des Centers for Disease Control, American Heart Association, et National Institutes of Health.

Voici quelques liens que vous pouvez suivre pour en savoir plus :

➡ **Calculatrices d'IMC pour adultes et enfants des CDC**
www.cdc.gov/nccdphp/dnpa/bmi - c'est un excellent site avec des charges d'informations gratuites sur le calcul de l'IMC et la masse grasse pour les enfants et les adultes. Vous pouvez également en apprendre davantage sur les nombreuses maladies différentes qu'il ya qui sont sensibles aux changements de poids. Vous pourriez également en apprendre davantage sur les maladies infectieuses et sur la façon de les prévenir.

### ➡️ **Calculatrice adulte d'IMCUK**

www.health.nsw.gov.au/obesity/adult/bmi.html

Comme avec n'importe quelle calculatrice cela vous permet de calculer votre IMC en kilogrammes ou en livres si vous convertissez les chiffres. Ce site offre également des informations sur l'obésité infantile et des conseils pour surmonter l'obésité et le surpoids.

### ➡️ **Calculatrice de l'IMC chez les jeunesUK**

www.health.nsw.gov.au/obesity/youth/bmi.html

Il s'agit d'un excellent outil pour les parents intéressés à découvrir à quel point leur enfant est en bonne santé. Vous pouvez utiliser l'outil sur cette page pour calculer l'IMC pour les enfants et les jeunes adultes jusqu'à l'âge de 18 ans. Il est important de noter que les calculs pour les jeunes enfants sont différents de ceux que les adultes utilisent.

L'Institut national de la santé fournit également une explication écrite de la façon de calculer manuellement votre indice de masse corporelle. Alors que la plupart des gens préfèrent la calculatrice ol', que les médecins ou les fournisseurs de soins de santé calculeront l'IMC manuellement ou en utilisant une «carte» spéciale du corps humain qui décrit ou sépare les poids sains des poids malsains. Si vous voulez savoir ce que votre IMC est manuellement il suffit de suivre la formule ci-dessous.

1. Tout d'abord, pesez-vous, écrivez ce nombre.
2. Ensuite, multipliez votre poids en livres par le numéro 703.
3. Maintenant, divisez la réponse que vous obtenez par votre taille (calculée en pouces).
4. Enfin, divisez la réponse de l'étape 3 par votre hauteur à nouveau (en pouces).

C'est un processus long mais pas difficile. Si vous voulez des informations rapides, vous pouvez trouver les calculatrices en ligne IMC beaucoup plus rapidement.

Vous pouvez mesurer votre graisse corporelle avec des étriers, que la plupart des médecins et des entraîneurs physiques ont. Il existe d'autres façons de calculer la graisse corporelle, mais la plupart sont longues et encombrantes. La plupart des médecins ou des physiothérapeutes offrent des tests de graisse corporelle si vous leur demandez. S'ils ne le font pas, trouvez quelqu'un qui le fait ou demandez une recommandation à votre médecin. Vous pouvez acheter votre propre caliper en ligne, mais si vous ne gardez à l'esprit que vous pouvez avoir du mal à distinguer la graisse de la masse musculaire ou de la peau.

Cela signifie que vous êtes plus susceptibles d'obtenir une lecture inexacte si vous mesurez votre graisse corporelle seul, sauf si vous êtes déjà un professionnel de la santé bien versé dans les calculs de graisse corporelle. L'IMC avec l'analyse de graisse corporelle est le meilleur prédicteur de la santé pour la plupart des gens. L'IMC n'est souvent pas le meilleur choix pour les athlètes parce qu'ils peuvent peser beaucoup et encore l'air maigre, résultant de la masse musculaire plus élevée que la moyenne dans leur corps.

## Quels exercices stimulent le système immunitaire?

Jusqu'à présent, nous avons abordé tout, sauf les exercices que vous pouvez engager dans pour stimuler votre système immunitaire. Il ya beaucoup d'exercices n'importe qui peut participer et passer un bon moment avec.

Le type d'exercice que vous sélectionnez dépendra de beaucoup de choses, y compris votre santé actuelle, vos antécédents médicaux et vos antécédents d'activité physique. Si vous n'avez jamais exercé une journée dans votre vie, votre meilleur pari peut être la marche. Bien que cela semble controversé, il n'est pas. Plus les gens marchent, plus ils sont susceptibles d'être en bonne santé. Lorsque nous disons "marcher" nous ne voulons pas dire se promener ou glisser par hasard le long de la passerelle.

Lorsque vous marchez pour l'exercice, vous devriez marcher aussi vite que vous le pouvez, presque au point où vous faites du jogging, de sorte que vous obtenez votre fréquence cardiaque, à condition que ce soit sûr pour vous. Vous pouvez pomper vos bras pour augmenter les effets de votre marche sur votre santé.

Vous devriez demander à votre médecin ou à un autre fournisseur de soins de santé des conseils lorsque vous marchez de puissance afin que vous sachiez combien de temps à marcher et si vous pouvez profiter d'autres exercices que la marche. Voici une liste d'exercices que les gens apprécient couramment. Ceux-ci vous aideront à vous maintenir en forme qui naturellement aidera à améliorer votre capacité à combattre l'infection.

1. **Natation** - natation légère est grande parce qu'il est facile sur les articulations et fonctionne chaque groupe musculaire. Si vous n'êtes pas en mesure de nager, vous pouvez toujours entrer dans la piscine et profiter d'un aquaébic ou classe connexe pour vous aider à entrer dans le swing des choses.

2. **Escalade** d'escalier - à condition que vous avez des genoux forts, vous pouvez monter à l'extérieur où l'air est frais. Si vous avez une école avec un stade de football près de vous montez et descendez les escaliers par une belle journée.

3. **Marcher ou jogging** - beaucoup de gens trouvent qu'ils commencent à marcher et finissent par finir le jogging. Le jogging sur une surface herbeuse ou sur un autre terrain mou (sable ou sol) est plus facile sur les genoux que de marcher sur la chaussée.

4. **Faire du vélo,** vous pouvez faire du vélo à l'intérieur ou à l'extérieur. Essayez un vélo incliné qui vous permet de vous asseoir d'une manière qui ne nuit pas à votre corps. Ce type de cycle vous permet de vous asseoir à un angle au lieu de monter et descendre directement, il est donc beaucoup plus facile de rester sur le vélo pendant de longues séances.

5. **Musculation -** c'est une partie importante de tout programme d'exercice, surtout si vous voulez perdre de la graisse et d'améliorer votre masse musculaire. Vous pouvez commencer à utiliser des machines et passer à des poids libres. Assurez-vous que quelqu'un vous montre comment faire un exercice correctement avant d'essayer de faire quelque chose vous-même. Vous pouvez finir par regretter si vous n'avez pas. L'entraînement de force peut être amusant et excitant, mais pas si vous déchirez un muscle.

6. **Yoga -** yoga est une merveilleuse forme d'exercice qui peut améliorer votre immunité et aider à améliorer la flexibilité de votre corps. Beaucoup de poses sont nettoyantes et douces, idéales pour quelqu'un qui voudrait une méditation émouvante.

7. **Pilates -** comme le yoga, c'est un exercice puissant qui peut stimuler le système immunitaire du corps et d'allonger les muscles. Vous pouvez travailler pour corriger les déséquilibres musculaires et réaliser une plus grande force.

8. **Tai Chi -** c'est une pratique méditative un peu comme le yoga, mais est beaucoup plus doux, permettant à la personne participant à profiter d'une méditation debout tout en se déplaçant dans des postures douces et le flux. Le Tai Chi peut soi-disant aider à restaurer l'alignement naturel des énergies dans le corps.

9. **Méditation -** beaucoup de gens ne considèrent pas l'exercice de méditation. C'est parce qu'ils regardent la méditation dans le mauvais sens. La méditation, c'est l'exercice; c'est de l'exercice pour le corps, l'esprit et l'âme. Lorsque nous nous laissons méditer, nous nourrissons notre esprit et donnons à notre corps l'occasion de se reposer, de se détendre et de rajeunir. Nous réduisons également le stress, ce qui est nécessaire si vous voulez améliorer votre immunité aux maux communs.

10. **Visualisation -** exercices pour l'esprit comprennent des exercices de visualisation. Vous pouvez imaginer votre corps se battre contre la maladie.

Fermez les yeux, créez une image de votre corps parfait et sain, et maintenez cette vision près de votre esprit et de votre cœur. L'esprit est très puissant. Lorsque nous croyons que nous croyons que nous sommes bien et exempts de maladies, la plupart du temps notre corps répond en conséquence.

Votre corps, votre esprit et votre esprit ont besoin d'exercice quotidien pour survivre. Si vous vous concentrez sur la maladie, alors vous êtes plus sensible à la maladie. Ce que vous devriez faire est de se concentrer sur la santé et la conquête de la maladie. Les patients atteints de cancer sont souvent enseignés les compétences de visualisation qui les aident à surmonter leur maladie. Le cancer est une maladie où certaines cellules cancéreuses dans le corps, ou des cellules anormales se développent hors de contrôle.

Les mouvements doux exécutés par le Tai Chi, le yoga ou une pratique appelée Qigong (un autre type d'exercice oriental impliquant le mouvement à faible impact de l'énergie) sont parfois plus utiles pour stimuler l'immunité que l'exercice vigoureux, qui peut effectivement augmenter le stress hormones circulant dans votre système. Exercices de mouvement doux car ceux-ci sont utiles pour fournir à votre corps plus d'énergie, ce qui signifie que vous avez plus de capacité à combattre l'infection et se sentir à votre meilleur. Vous pouvez profiter de ces exercices autant ou aussi peu que vous voulez.

Vous pouvez visualiser la maladie ou une maladie chronique comme vous le souhaitez; l'objectif est de se concentrer sur se débarrasser des cellules responsables de votre maladie ou le virus et les bactéries responsables de votre léthargie. Vous pouvez également effectuer des visualisations où vous imaginez à quoi ressemblerait votre corps dans un état sain. Vous pouvez imaginer votre corps parfait, puis imaginez que vous accomplissez n'importe quelle tâche que vous voulez avec votre corps parfait. Beaucoup de gens avec un système immunitaire fort imaginer leur corps est en bonne santé, qu'il soit ou non.

Votre subconscient peut « tromper » votre cerveau en lui faisant croire que vous êtes en bonne santé même si vous n'êtes pas en bonne santé. Cela semble étrange, mais cela peut arriver. Les médecins utilisent des techniques de visualisation dans les hôpitaux pour aider les patients à se rétablir plus rapidement. Il existe même des études suggérant que la visualisation aide à améliorer la santé médicale et les résultats chez les patients atteints de maladies chroniques.

## C'est vraiment une question d'esprit sur la matière - d'une manière littérale.

Ceux qui s'opposent à de telles techniques suggèrent que la visualisation n'offre rien de plus qu'un placebo. L'effet placebo est le sentiment de quelque chose de positif changeant sans que rien ne change réellement. Cela peut se produire pour de nombreuses raisons. Si les gens reçoivent un médicament et leur dit qu'il guérira leur maladie, ils sont plus susceptibles de réaliser des résultats positifs pour la santé, qu'ils reçoivent ou non des médicaments ou une pilule de sucre (du moins dans certains cas).

L'effet placebo ne se produit pas pour tout le monde, mais il pourrait fonctionner pour vous, même si vous ne croyez pas aux visualisations pour stimuler votre immunité. Quelle est la pire chose qui puisse arriver? Vous pouvez vous retrouver là où vous avez commencé, ou vous pouvez trouver que vous vous sentez mille fois mieux.

## *Étape 5 - Réduire le stress*

Si vous réduisez la quantité de stress que vous portez avec vous, vous êtes plus susceptible de vous sentir mieux. Le stress est l'une des principales causes de maladie dans le et beaucoup d'autres. Il est important que vous vous rendiez compte de l'impact du stress sur votre vie.United States

Lorsque vous vous sentez stressé, habituellement vous avez un temps plus difficile que la moyenne de sommeil. Si vous ne pouvez pas dormir, alors vous ne pouvez pas bien fonctionner pendant la journée, et sont plus susceptibles de tomber malade parce que votre système immunitaire est faible. Avec un sommeil approprié et peu de stress cependant, votre corps est beaucoup plus susceptible de répondre positivement et de surmonter toute maladie qui peut venir son chemin.

Combien de stress portez-vous dans votre vie?

**Inventaire de stress**

Découvrez quels sont vos déclencheurs de stress, ou combien de stress vous transportez avec vous tous les jours, et vous pouvez améliorer la qualité de votre vie et votre santé. Voici quelques déclencheurs de stress communs. Avec combien pouvez-vous vous identifier?

1. Se sentir fatigué ou léthargique pendant la journée, même après une bonne nuit de sommeil.

2. S'inquiéter constamment des affectations de travail, des affectations scolaires ou d'autres activités qui ont un délai.

3. Toujours arriver en retard à un événement ou une réunion parce que vous vous démenez pour rattraper le travail qui aurait pu être fait déjà si vous n'aviez pas tergiversé.

4. Vous buvez presque tous les soirs en excès pour «se détendre» après une dure journée de travail.

5. Pleurer beaucoup sans raison, ou sentir le blues en permanence.

6. Derrière vos pairs.

7. Se sentir irritable ou plus en colère que d'habitude.

8. Conduire imprudemment ou vous mettre en danger en conduisant ou en se livrant à d'autres activités ordinaires.

9. Se sentir comme des tâches simples sont trop encombrants.

10. Avoir de la difficulté à tomber ou à rester endormi la nuit.

À combien de ces situations pouvez-vous comprendre? Le stress est quelque chose que vous voulez éliminer de votre vie du mieux que vous pouvez. Bien que vous ne pouvez pas éventuellement débarrasser le monde de tout stressant, vous pouvez éliminer une partie de votre stress, et un certain soulagement du stress est mieux que pas de soulagement du stress.

Voici quelques conseils que vous pouvez adopter pour aider à libérer ou réduire une partie du stress dans votre vie. Moins vous avez de stress, meilleures sont vos chances de combattre un rhume. Rappelez-vous, aucune de ces techniques ne garantit que vous ne tomberez pas malade; si vous tombez malade cependant, si vous suivez les conseils offerts dans ce guide, vous êtes plus susceptibles de récupérer beaucoup plus rapidement que d'autres.

- **Planifiez à l'avance**. Si vous devez aller travailler le lendemain, puis choisissez ce que vous voulez porter la veille, et assurez-vous qu'il est repassé et pressé de sorte que vous êtes prêt à aller. De cette façon, vous pouvez dormir ou appuyez sur le bouton snooze au moins une fois sans courir en retard.

- **Faites de l'exercice tous les jours.** Vous n'avez pas besoin d'être un marathonien pour récolter les avantages de l'exercice. Tout ce que vous avez vraiment à faire est de sortir pendant 15 minutes une ou deux fois par jour. L'exercice aide à renforcer le système immunitaire de votre corps. Lorsque vous faites de l'exercice, vous vous sentez aussi mieux à l'intérieur.

- **Organiser et prioriser.** Si vous avez trop à faire, vous trouverez vos tâches vous alourdira. Cela peut entraîner le stress, et le stress contribue à la maladie. L'argument le plus courant que les gens offrent pour ne pas s'organiser est « Je n'ai pas le temps ». La réalité est que vous avez le temps, surtout si vous voulez aller bien. Moins vous accordez d'attention à votre corps, plus vous avez de chances de rester malade. Tant que tu resteras malade, tu vas souffrir. Si vous prenez seulement 30 minutes de chaque jour pour organiser et prioriser, vous trouverez vos jours flux beaucoup plus lisse. Si vous avez besoin d'aide pour vous organiser, vous pouvez toujours demander à un ami ou à un membre de votre famille de vous aider. La plupart le feront avec brio.

Naturellement, il y a beaucoup d'autres façons que vous pouvez réduire le stress. Vous pouvez faire une promenade deux fois par jour à l'extérieur pour sortir de la maison ou de votre immeuble de bureaux. Vous pouvez faire une sieste de puissance de 15 minutes. Une sieste de puissance n'est pas vraiment une sieste. C'est une petite période de temps que vous pouvez utiliser pour s'incliner, se détendre et se détendre. Le but n'est pas de penser au travail qui vous attend. Au contraire, vous devriez passer le temps à vous concentrer sur la création de plus d'énergie dans votre vie. Imaginez ce que serait votre vie si vous avez terminé toutes vos tâches en avance sur le calendrier. Une fois que vous faites cela, vous êtes mieux en mesure de gérer le stress que vous avez dans votre assiette sans libérer trop de cortisol ou d'hormones de stress.

Certaines personnes préfèrent busters stress traditionnel comme un massage, pédicure ou conduire le long de la campagne. N'importe lequel d'entre eux est une bonne idée. Lorsque vous vous préparez pour le lit, essayez de ne pas boire jusqu'à quatre heures avant que votre tête frappe l'oreiller. Bien que vous puissiez «penser» l'alcool vous détend, à plus long terme, il vous prive réellement de sommeil bien nécessaire. L'alcool ne fait que vous sentir somnolent pendant une courte période. Ensuite, il agit plus comme un stimulant, vous privant de sommeil profond. Vous développez également un mal de tête ou de devenir déshydraté, ce qui peut conduire à encore plus de stress.

Vous pourriez envisager de mettre en place un rituel de l'heure du coucher qui implique la méditation, une bonne lecture et des feuilles soyeuses pour se détendre dans. Faites tout ce qui vous plaît le plus pour obtenir le sommeil de qualité dont vous avez besoin. En parlant de sommeil, passons à notre dernière tactique de stimulation immunitaire...

## *Étape 6 - Obtenez plus de sommeil*

Le sommeil est le meilleur cadeau que vous pouvez donner à votre corps. La plupart des gens sont plus sensibles au rhume, à la grippe, aux virus, aux infections bactériennes et à la fatigue chronique lorsqu'elles ne dorment pas. Il existe de nombreuses façons dont le manque de sommeil peut interférer avec votre système immunitaire. Regardons certains d'entre eux et de trouver quelques interventions communes qui vous aideront à obtenir une meilleure nuit de sommeil.

### *Trouble dormir*

Beaucoup de gens ont de la difficulté à tomber ou à rester endormis. Souvent, les gens ont de la difficulté à s'endormir parce que :

- **Ils ont trop sur leur esprit**. Pour éviter d'aller dormir avec une tête pleine, commencez un journal que vous pouvez examiner la nuit pour vous aider à libérer vos soucis avant de vous coucher. Vous ne pouvez rien résoudre pendant le sommeil, alors mettez vos soucis au repos avant de vous mettre au lit.
- **Ils boivent avant de se coucher.** Boire avant de se coucher est une grosse erreur. Assurez-vous de prendre votre dernière boisson (alcoolisée) au moins 4 heures avant de vous coucher. Évitez les boissons caféinées jusqu'à 6 heures avant

d'aller dormir. Cela fera une différence très notable dans la façon dont vous dormez.

- ➡ **Ils font de l'exercice trop près de l'heure du coucher.** Vous devriez faire de l'exercice si vous pouvez la première chose le matin. L'exercice le matin donne à votre métabolisme un coup de pouce pour la journée, puis vous permet de mieux dormir la nuit. Si vous faites de l'exercice trop près de l'heure du coucher, vous vous sentirez trop chargé pour dormir.

- ➡ **Ils regardent la télévision au lit.** Le pire endroit pour travailler ou regarder la télévision est au lit. Bien qu'il puisse "sembler" confortable, il peut faire des ravages sur votre sommeil. Certaines études suggèrent que la lumière d'une télévision ou la lumière émise par un ordinateur est suffisante pour donner à une personne l'insomnie chronique. Cette lumière trompe votre cerveau en lui faisant croire qu'il est temps de se réveiller, de sorte que vous avez plus de mal à dormir.

- ➡ **Ils mangent trop de protéines avant de se coucher.** Les protéines sont idéales pour renforcer les muscles et stimuler l'énergie. Si vous voulez dormir et rester endormi cependant, vous pourriez envisager d'essayer une collation riche en protéines riche en glucides parfois dans l'heure ou deux avant de se coucher. Assurez-vous de ne pas trop manger parce que cela aussi peut interférer avec le sommeil. Une petite collation cependant, peut aider à garder votre taux de sucre dans le sang aligné de sorte que vous dormez mieux et plus longtemps. Beaucoup de gens trouvent que s'ils mangent assez, ils ne se réveillent pas presque aussi souvent pendant la soirée.

- ➡ **Ils souffrent de décalage horaire. Si vous êtes un décalage** horaire de voyageur fréquent peut être la cause de votre insomnie. Pour vous aider, demandez à votre médecin de prendre un supplément de mélatonine. Cela aide parfois à rétablir les habitudes normales de sommeil. Vous pouvez également essayer d'ajuster votre horaire de sommeil pendant vos vacances afin de ne pas gâcher vos rythmes normaux de cycle de sommeil. Cela peut signifier aller au lit une ou deux heures plus tôt ou plus tard que la normale, mais la plupart des gens seraient d'accord le changement en vaut la peine. Le décalage horaire parmi les voyageurs fréquents est un problème préoccupant et presque invalidant s'il n'est pas traité correctement.

Si vous trouvez que vous n'avez pas assez de temps pour dormir, alors vous devez travailler sur votre horaire pour créer plus de temps pour dormir. Il n'y a pas de choses telles que le sommeil de « rattrapage », alors ne vous embêtez pas à dormir en extra le week-end et à travailler pendant le sommeil privé pendant la semaine. C'est juste que ça ne marche pas comme ça. Vous devez vous engager à une routine de sommeil régulière pour réaliser des résultats adéquats. Si vous n'avez pas une routine de sommeil envisager d'en créer un.

Votre objectif est d'obtenir 7-8 heures de sommeil idéalement, bien que certaines personnes fonctionnent bien sur 6-7 heures et d'autres sur 8-9 heures. Apprendre à connaître votre corps, afin que vous puissiez déterminer combien de sommeil vous amène là où vous devez être ... se sentir en bonne santé et énergique pendant la journée.

Le sommeil est un outil puissant. Lorsque nous dormons suffisamment, notre corps est mieux préparé à prendre sur le stress et la maladie. Vous constaterez que vous pouvez vaincre les rhumes et les infections beaucoup plus facile lorsque vous êtes entièrement reposé. Assurez-vous de dormir autant que vous pouvez surtout lorsque vous êtes malade. Vous pouvez trouver que vous avez besoin d'une ou deux heures de sommeil supplémentaires lorsqu'il est malade chaque jour jusqu'à ce que mieux.

Si c'est vrai, dors un peu. Appelez-les pour travailler et dites-leur que vous êtes malade, que vous ayez des congés de maladie ou non. La plupart des gestionnaires et des entreprises préféreraient que vous travailliez à une capacité optimale plutôt que de propager des maladies dans l'ensemble de l'entreprise. Les chances sont élevées si vous travaillez en cas de maladie, vous n'augmenterez que la gravité de votre maladie. Vous pouvez alors faire face à une infection potentiellement grave, surtout si vous exposez votre système immunitaire affaibli aux polluants et aux bactéries au travail. Avez-vous déjà regardé quelqu'un comme ils essaient de travailler en malade? Chaque reniflement et la toux met une autre personne à risque de tomber malade. Faites remarquer que par votre gestionnaire s'ils vous donnent des problèmes au sujet de rester à la maison en raison d'une maladie.

Maintenant, vous connaissez quelques-uns des outils clés pour dormir. Examinons quelques questions couramment posées afin que vous obteniez autant d'informations que vous avez besoin sur la santé afin que vous puissiez stimuler votre système immunitaire et combattre la maladie naturellement.

## *Chapitre 4 - Questions fréquemment posées*

Il y a de fortes chances que vous ayez encore quelques questions sur votre santé et votre système immunitaire. Nous ferons de notre mieux pour couvrir chacun d'eux dans cette section. Si vous avez encore des questions qui restent un casse-tête, assurez-vous de contacter votre fournisseur de soins de santé afin qu'il ou elle peut vous aider à surmonter toute maladie que vous luttez avec.

Cette liste contient quelques-unes des questions les plus fréquemment posées sur l'immunité, le sommeil, le stress et le bien-être.

**Q. Puis-je faire de l'exercice pendant que je suis malade?**
**R.** La plupart des gens peuvent faire de l'exercice léger s'ils ont un rhume mineur ou se sentent légèrement malades. Assurez-vous, cependant, si vous faites cela pour exercer très peu. Cela signifie que vous pouvez faire avec une promenade autour du parc. Vous ne voulez pas en faire trop parce que cela peut vous faire sentir plus malade. Vous pouvez parfois aider votre corps à récupérer plus rapidement si vous obtenez un peu d'exercice avec un rhume. Si vous êtes vraiment malade cependant, et ont une température supérieure à 99 degrés, vous devriez appeler votre médecin avant d'essayer de faire de l'exercice. Il ou elle vous recommandera probablement d'abord le repos et ensuite essayer de faire de l'exercice une fois que vous commencez à vous sentir mieux.

**Q. J'ai un système immunitaire affaibli. Que puis-je faire pour rester en bonne santé?**
**A.** Beaucoup de gens souffrent d'un système immunitaire affaibli. Souvent, le coupable est une maladie auto-immune. Il s'agit d'une classe de maladies où le système immunitaire du corps attaque les tissus sains au lieu de la maladie. Cela provoque naturellement de la fatigue. Certains médicaments utilisés pour traiter les troubles auto-immuns comme le lupus ou la polyarthrite rhumatoïde peuvent contribuer à votre sensibilité à la maladie. Les meilleures mesures que vous pouvez prendre sont de se laver les mains fréquemment, d'encourager les autres à faire de même, en utilisant ou en

transportant autour d'une petite bouteille de désinfectant pour vos mains, et obtenir beaucoup de sommeil afin que vous puissiez combattre une infection si vous arrive de développer un.

Si vous avez un trouble auto-immun, votre médecin ou rhumatologue peut vous recommander de participer à une physiothérapie continue qui peut souvent aider votre corps à récupérer et à résister à une maladie chronique. Assurez-vous de vous couvrir le nez et la bouche si nécessaire lorsque vous voyagez dans des régions où vous voyagez avec de grandes foules ou de la pollution. Avoir un trouble auto-immun est un peu comme avoir un système immunitaire immature (comme un enfant a) ou un système immunitaire qui est fatigué et surmené (comme c'est parfois le cas avec les patients âgés).

N'abandonnez pas cependant. Vous pouvez combattre la maladie et vous sentir mieux avec le temps et une bonne hygiène!

**Q. Il existe tellement de recommandations différentes pour prendre de la vitamine C. Certains disent que vous devriez prendre jusqu'à 4 grammes par jour. Cela ne vous rendra pas malade ?**

**R.** Malheureusement, il y a beaucoup de conseils contradictoires quand il s'agit de prendre soin de votre corps. Il en va de même pour la prise de vitamine C. Il ya des fournisseurs de soins de santé qui jurent que vous pouvez prendre des doses élevées de vitamine C pour guérir à peu près n'importe quoi, des boutons de fièvre au cancer. D'autres suggèrent seulement une prise modeste de la vitamine C vaut la peine pour le corps.

Qui écoutez-vous ? Vous devriez toujours diriger les conseils de votre fournisseur de soins de santé primaires, quelqu'un en qui vous devriez avoir confiance et de votre corps. Si vous prenez trop de vitamine C, il y a de bonnes chances que vous développiez la diarrhée. Votre corps prend généralement autant de vitamine C qu'il en a besoin et expulse le reste. La plupart des gens obtiennent beaucoup de vitamine C en mangeant des fruits frais et en buvant du jus d'orange enrichi. En cas de doute, moins est probablement le meilleur. Rappelez-vous que chaque corps est différent, de sorte que votre corps peut réagir à la vitamine C beaucoup plus rapidement ou plus lentement que le corps d'une autre personne. Assurez-vous de prendre le temps d'écouter votre corps.


**Q. L'échinacée est-elle vraiment utile pour renforcer l'immunité? J'ai entendu dire que c'est juste une perte de temps et d'argent.**

A. Grande question! L'utilisation de l'échinacée est très controversée. Il y a beaucoup de gens qui ne jurent que par ses pouvoirs de guérison. Il existe des études qui montrent qu'il peut aider à raccourcir la durée d'un rhume ou d'autres virus. Comme avec n'importe quelle étude cependant, il y a un nombre égal qui suggère l'échinacée n'est pas plus salutaire qu'un placebo. C'est probablement parce que différentes personnes réagissent différemment à n'importe quel médicament. Demandez à votre médecin si vous pouvez l'essayer. Vous avez généralement besoin de le prendre au premier soupçon d'un rhume. Il n'aide pas à le prendre tous les jours, car il perd son efficacité après l'avoir utilisé en permanence pendant plus d'un mois ou plus. Gardez cela à l'esprit.


**Q. Puis-je continuer à prendre mes suppléments lorsqu'il est malade?**

A. Si votre médecin vous prescrit régulièrement des médicaments, ou pendant que vous êtes malade, vous devrez peut-être arrêter vos suppléments jusqu'à ce que vous ayez terminé votre traitement. Bien qu'il existe de nombreuses herbes qui se combinent en toute sécurité avec des médicaments sur ordonnance et en vente libre, beaucoup ne le font pas. Demandez à un herboriste ou un médecin formé de vous aider à décider s'il est sécuritaire de prendre les médicaments que vous prenez normalement avec les suppléments ou les herbes que vous avez. Rappelez-vous, les herbes sont des médicaments aussi; ce ne sont que des médicaments naturels, le type qui viennent du sol. Ils doivent être traités avec les mêmes soins que vous le feriez n'importe quel médicament d'ordonnance. Si vous remarquez des effets secondaires d'une herbe ou un supplément que vous prenez, assurez-vous de les signaler à votre médecin immédiatement; vous devrez peut-être changer de médicament ou cesser de prendre un supplément.

# Conclusions

Félicitations! Vous êtes maintenant sur le chemin d'une vie saine. Prendre soin de votre corps est l'une des meilleures étapes que vous pouvez prendre pour le bien-être et une excellente qualité de vie. Assurez-vous de prendre soin de votre corps que vous vous souciez d'un enfant. Vous n'obtenez qu'une seule chance de vivre dans la peau dans laquelle vous êtes actuellement. Il n'y a aucune raison pour que vous ayez besoin d'endommager votre corps pour profiter de la vie.

L'hiver et le printemps sont souvent les moments où les gens tombent malades, généralement à la suite d'infections virales ou d'allergies. Assurez-vous d'obtenir un examen annuel ou semestriel à cette époque afin que vous puissiez travailler avec votre médecin pour prévenir la maladie et la maladie, plutôt que de simplement le traiter. Si vous vivez un mode de vie sain sur une base normale, les chances sont élevées, vous vous sentirez et regarderez votre meilleur, jour après jour.

---

[i] Les préparations probiotiques peuvent renforcer le système immunitaire infantile (2004). NUTRA, Europe. Disponible: http://www.nutraingredients.com/